ILITÉ DES MÉNAGES

Ce etit ouvrage est d'une grande utilité à tout monde ; on y trouvera pour se préserver réserver les enfants de la plupart des maladies contagieuses, et pour se guérir soi-même des maladies les plus communes. On y trouvera aussi pour faire les sirops de toutes sortes.

Ces procédés, bien compris, feront le bien-être des ménages et de tous ceux qui auront la bonne volonté de s'en servir.

1 — DES ENFANTS.

Les enfants ont la funeste habitude de se mettre entre les jambes de ceux qui les caressent, ou de s'asseoir sur eux. Qu'on le sache bien, ceci est très malsain. Bien des personnes ont été mal guéries des maladies secrètes, bien des femmes en sont atteintes sans le savoir. Les enfants embrassent ou sont presque toujours embrassés sur la bouche, ce qui leur fait venir du mal aux lèvres, des rengorgements aux gencives ou des maux de gorge et quelquefois des glandes qui proviennent d'un virus vénérien. Les parents, même les mieux portants ne doivent jamais faire coucher leurs enfants avec eux ni avec des adultes, ni surtout avec les personnes bien âgées, qui sont presque toujours intoxiquées et qui ont une transpiration très-nuisible aux enfants. Que l'on soigne bien les enfants dans leurs repas ; j'en ai vu qui ont avalé des aiguilles, des épingles, d'autres qui jouaient avec des globules de mercure ramassées sur la voie publique. Ayez soin que personne ne boive dans le verre et ne se serve du couvert de vos enfants.

Si vous mettez vos enfants en nourrice, assurez-vous de la salubrité de l'appartement où ils doivent coucher, et soyez surs que la nourrice soit d'une bonne santé, car l'allaitement de mauvaise nature rend les enfants rachitiques et scrofuleux. Ne laissez jamais de seringues entre les mains de vos enfants, ils peuvent se les porter à la bouche et attraper des ulcères que l'on guérit difficilement.

2 — DES ADULTES.

Toute personne ayant de la lubricité, c'est-à-dire de la passion, aura soin, après l'avoir satisfaite, de prendre une injection avec de l'eau un peu salée ou vinaigrée et de bien se laver.

On doit éviter de s'approcher des personnes qui ont l'haleine forte, les maladies scorbutiques se communiquent facilement dans les endroits où l'on transpire beaucoup. Les maux vous arrivent souvent des gens qui ont des maladies anciennes rien que par le contact. Qu'on se le rappelle bien, un grand nombre de maladies se prennent par la bouche et par les parties naturelles.

3. — DE LA MALADIE LENTE.

Une personne de bonne conduite qui est dans un appartement sain et qui se nourrit bien, doit s'étonner d'être toujours malade. Si elle veut être attentive et bien réfléchir, elle découvrira en peu de temps les causes de sa maladie. Qu'elle change souvent d'ordinaire et qu'elle achète elle-même au loin ou à la campagne ce dont elle a besoin pour sa subsistance ; bien des maladies sont occasionnées par la nourriture et par le vin.

5. — RECETTE DE SANTÉ.

Chaque matin on doit se gargariser et se rincer la bouche avec un peu d'eau de Cologne dans un demi-verre d'eau ; à défaut d'eau de Cologne, un peu de vinaigre ou de jus de citron. Les personnes faibles de constitution boiront matin et soir, un bol de lait chaud, avec une ou deux cuillerées à café de fleur de soufre lavé ; le meilleur est d'un beau jaune tirant sur le vert.

Pour les personnes qui sont sujettes aux relâchements, elles prendront une ou deux glaires d'œuf battues avec un jus de citron, le matin à jeun.

Pour les personnes resserées ou constipées, il suffira de prendre de la tisane de fleurs de bourrache et fleurs de pêcher, avec du miel blanc de Narbonne.

Eau, un litre ;

Bourrache, fleurs ou feuilles, 10 grammes ;
Fleurs de pêcher, 10 grammes ;
Passer et sucrer avec du miel blanc ;
On peut en boire un litre par jour.

5 — DES DENTIFRICES.

Eau-de-vie, un litre ;
Gayac, deux onces ;
Bonne cannelle de chine, 10 grammes ;
Zestes de deux citrons.

Vous faites infuser le tout douze à quinze jours ; et vous vous en servez pour les maux de dents.

La racine de guimauve fraîche, mâchée et tenue dans la bouche calme bien les maux de dents.

On fait aussi une pâte avec de la glaire d'œuf, de la poudre de cannelle et de girofle, avec laquelle on bouche les trous des dents gâtées.

6 — DES POMMADES.

Les pommades sont pour entretenir les cheveux et en arrêter la chûte. La meilleure graisse est celle de porc ; pourtant on peut la mêler avec celle de mouton : la pommade est plus ferme en été.

Pommade à la vanille.

Lorsque votre graisse est fondue et passée à travers un linge, si vous voulez lui donner une couleur brune, vous y ajoutez du chocolat sans su-

cre : on ne doit y mettre les parfums que quand
la graisse est figée. C'est alors que vous y mettez la vanille en poudre ou liquide, et vous a-
gitez avec une spatule. Vous pouvez faire de
même la pommade à l'œillet, à la rose, à la ber-
gamote, et on en fait aussi au bain-marie.

Pommade pour faire passer les boutons du visage.

Huile d'amandes douces et cire vierge ; faire
fondre sur un feu très-doux, on ajoute de la cire
si la pommade est claire. On incorpore à froid
du blanc de baleine, trois ou quatre grammes
pour un quart de pommade ; on s'en frotte le
visage deux fois par jour.

7. — DES GELÉES.

Pour faire la gelée de coings, il faut les choi-
sir qu'ils ne soient pas en complète maturité et
pas tarés. Après les avoir bien essuyés, on les
rape ; on les laisse vingt-quatre heures ; l'eau
qui s'en sépare sert à faire le sirop en y ajoutant
de la gomme-arabique et du sucre, et le reste
pour faire la gelée en y mêlant égale quantité
de sucre. Il faut avoir soin de remuer souvent
pour que le fond ne prenne pas un goût de brûlé.
Il ne s'agit ici que d'une gelée ou compote de
ménage et non de confiseur.

Gelée de groseilles sans feu.

Vous écrasez trois livres de groseilles, vous

les pressez à travers un linge un peu clair, vous ajoutez au jus ou suc deux livres de bon sucre en poudre et vous versez, au soleil, d'un vase à un autre, jusqu'à ce que la gelée soit faite. On la met dans des pots de verre et au frais. On pourrait faire la gelée de cerises et de groseilles de la même manière.

8 — DES SIROPS

Pour faire un litre de sirop, il faut deux litres d'eau. Il faut proportionner la dose que vous prendriez en tisane, aux cuillerées de sirops que vous devez prendre ; ainsi, si vous prenez 10 grammes de bourrache dans un jour, il faut que ces dix grammes se trouvent dans quatre ou six cuillerées de sirop que vous prendrez dans le même espace de temps. On fait bouillir les plantes ou racines dix ou quinze minutes, on passe la tisane ; on met pour un litre de sirop, 60 grammes de gomme arabique et une livre de sucre. Si l'on veut conserver le sirop longtemps il faut doubler le sucre ; on remue souvent, on ne met le sirop en bouteille que quand il est froid ; on le met dans un endroit frais.

9 — ÉLIXIR DE LONGUE-VIE

Eau-de-vie de premier choix, deux litres.
Aloès succrotin, 30 grammes ;
Agaric, 60 grammes ;
Safran, 30 grammes ;

Gentiane, 30 grammes ;
Zédoaire, 30 grammes ;

Vous mettez le tout dans l'eau-de-vie, et le laissez infuser pendant neuf jours, dans une bouteille bien bouchée que vous remuez matin et soir ; le dixième jour, sans remuer la bouteille, vous décantez la liqueur dans une autre bouteille que vous bouchez bien ; vous remettez une chopine d'eau-de-vie sur les ingrédiens que vous laissez encore infuser le même espace de temps, vous la décantez et la mêlez avec la première. Cet élixir est stomachique, purgatif, vermifuge, fébrifuge et anti-putride.

Pour les indigestions, on en met une cuillerée à bouche dans une petite tasse de thé ; pour se purger, de trois à quatre cuillerées à bouche le soir en se couchant. Il faut donner la dose selon l'âge et le tempérament : en tout il faut de la prudence.

10. — DU QUINA OU QUINQUINA.

Il y a trois espèces de quina : le gris, le jaune et le rouge. Le gris est tonique ; il est employé avec succès dans les maux d'estomac. Le jaune est un excellent fébrifuge ; il est employé journellement pour les fièvres, les pâles couleurs et les personnes délicates. Le rouge est riche en tannin ; il est employé comme tonique fébrifuge et anti-vénérien. Les doses du quina sont de 2 à 10 gr. par jour, en sirop, en vin ou en tisane.

Pour faire le vin de quina, on met 30 grammes de quina concassé ou en poudre dans un litre de bon vin ; on le laisse infuser pendant quinze jours. On peut aussi le faire en le faisant bouillir deux ou trois minutes. Ou en prend le moins 3 cuillerées à bouche par jour, pour les enfants, des cuillerées à café. Pour le sirop, on met deux litres d'eau, 30 grammes de quina, on fait bouillir un peu, on passe, on y ajoute une livre de sucre, 60 grammes de gomme arabique, on remue jusqu'à consistance de sirop. On le prend comme le vin.

11 — CONTRE L'IRRITATION.

Pour faire une purgation douce :
Lait, un demi-litre, — Miel blanc de Narbonne, 15 grammes — Manne blanche, 30 grammes.

On peut prendre cette purgation de temps en temps. Les personnes irritées s'en trouveront bien.

12 — EAU DE COLOGNE.

Pour faire une bonne eau de Cologne :
Alcool, un litre, — Essence de bergamotte, 10 grammes, — Néroly, 5 grammes, — Jasmin, 5 grammes, — Lavande, 10 grammes.

Mêlez le tout en ayant le soin de bien boucher la bouteille ; agitez.

Cette composition mêlée avec trois quarts d'eau, dissipe rapidement les feux de la bouche et du visage.

13 — EAU-DE-VIE ORDINAIRE.

Pour faire un litre d'eau-de-vie, il faut un demi-litre d'alcool et un demi-litre d'eau. On donne la couleur avec deux ou trois gouttes de caramel.

14 - DURILLONS ET CORS AUX PIEDS.

Appliquer matin et soir une prise d'encens mâle sur les durillons et les cors aux pieds.

15 — Pour faire passer les rousseurs et les lentilles.

Alcool, un quart de litre, — Benjoin, 30 gr. On mouille une patte qu'on fait sécher deux fois par jour sur les lentilles et sur les rousseurs.

16 Pour guérir les plaies et les dartres.

Eau, un litre, — Une grosse tête de pavot concassée, — Racine de guimauve découpée, 15 grammes, — Fleur de sureau, 10 grammes. Faire bouillir le tout 5 minutes. On en met 3 compresses par jour.

17 — Pour la guérison des coliques.

Une seule friction sur le ventre avec de l'huile d'olive chaude, suffit souvent pour dissiper les coliques. Si elles continuent, on boira ceci : Huile d'olive, 60 grammes, — Deux cuillerées à bouche d'eau de fleur d'oranger, un demi-jus de citron et un peu de sucre battus ensemble. Au besoin on peut prendre cela deux fois par jour.

18 — Contre les pieds blessés.

Pour ceux qui ont les pieds blessés par suite de fatigue, on fera fondre du suif de bœuf ou de mouton avec la même quantité de miel, et l'on se graissera les pieds deux fois par jour.

19 — Toux et faiblesses d'estomac.

Roses rouges hâchées ou pilées, 10 grammes, — Cannelle de Ceylan mise en poudre, 3 grammes, — Beurre frais, 125 grammes, — Sucre premier choix, 125 grammes — Un demi-verre de bon vin.

Faire cuire le tout environ un quart d'heure, jusqu'à ce que le mélange soit bien fait. On en prend une cuillerée à café de temps en temps, même pendant la nuit si la toux est forte.

20 — Pour les dérangements.

On prendra un pot dont l'ouverture sera plus étroite que le milieu. On mettra dedans un morceau de papier enflammé, et le papier étant à moitié brûlé, on abouche le pot sur le nombril ; cela forme une ventouse qui retire les ligaments et replace la matrice. J'ai parlé à des dames qui m'ont dit avoir gardé le pot vingt quatre heures, et d'autres une nuit seulement. Ensuite elles ont remplacé le pot par un emplâtre composé moitié encens mâle et moitié poix de Bourgogne. On commence par faire dissoudre la poix sur un feu doux, on y incorpore l'encens, et quand le mélange est fait, on en met sur de la toile ou de la peau blanche; on pose l'emplâtre tiède. On en pose aussi un aux reins si le dérangement est ancien. Il y a des personnes qui ont fait plusieurs fois ces choses pour se guérir.

21 — Pour faire du vin à bon marché.

10 litres d'eau, deux betteraves découpées, 15 grammes de cannelle de Chine, 10 grammes d'écorce de grenade, 12 clous de girofle, 20 gr. de bois de réglisse, et une livre de raisins secs. On fait bouillir le tout 10 minutes, on le passe, on y ajoute un verre de bon vinaigre rouge et un verre de bonne eau-de-vie. Si on tient à donner une jolie couleur, on le coupe avec un litre ou deux de gros vin de Provence. Si l'on veut en faire une boisson agréable, on y ajoute deux ou trois litres de cidre ou de poiré. On peut aussi employer le bois de campêche à la place de la betterave.

22 — Pour filtrer promptement l'eau.

On met une casserole-passoire sur une soupière ou sur un seau; on met une feuille de papier joseph sur la casserole, et on la remplit d'eau. Il faut que le papier dépasse la casserole de toutes parts. Avec ce procédé on ôte toutes les impuretés de l'eau.

23 — Pour les douleurs d'oreilles.

On fait cuire dix têtes de camomilles dans 60 grammes d'huile d'olive sur un feu très-doux. On en prend deux ou trois injections par jour, et on se tient du coton cardé imbibé de cette huile dans les oreilles.

24 — Pour guérir les brûlures.

Mettez une poignée de chaux éteinte dans un quart de litre d'huile d'olive et agitez la bouteille. On met des compresses deux fois par jour sur les brûlures.

25 — Les personnes qui sont sujettes aux fleurs blanches boiront le moins par jour pour 10 centimes de fleurs d'ortie blanc ou des fleurs d'aubépine.

26. — Pour reconnaître la falsification du vin.

Quand on voudra s'assurer si un vin a été coloré artificiellement, il suffira d'en prendre un quart de verre et d'y faire dissoudre un morceau de potasse gros comme une petite noisette, et d'observer les changements. S'il ne se forme pas de dépôt et que la couleur passe au verdâtre, on sera assuré que le vin est naturel. Si au contraire il s'y forme un dépôt et change de couleur, on aura la certitude qu'elle a été donnée par le principe colorant du bois de campêche, la graine de tourne-sol, la betterave, etc. L'expérience prouve que les vins naturels ne donnent aucun précipité par la potasse et qu'il ne leur survient d'autre changement que la couleur de la masse qui du rouge de vin passe au vert brunâtre.

27 — DU MERCURE.

On ne doit, en médecine, jamais se servir de mercure ni à l'intérieur, ni à l'extérieur. C'est un poison lent dont on a bien de la peine à se débarrasser. Les antidotes ou contre-poisons du mercure sont l'iodure de potassium, la fleur de soufre, le lait et le sulfate de zinc.

28 — Les antidotes de l'arsenic sont l'eau sucrée, l'eau de guimauve ou la racine de guimauve avalée en poudre, les huiles que l'on peut boire et que l'on peut mettre en application et le lait.

On nomme cause toxique une petite quantité de poison. Bien des gens sont intoxiqués et ne s'en doutent pas.

29 — Des propriétés de la fleur de soufre.

La fleur de soufre lavée, à haute dose est purgative, prise à la dose de deux ou trois grammes par jour, dans de l'eau ou du lait. Elle guérit les dartres, les ulcères, les boutons et la maladie vénérienne ; elle est surtout très-bonne pour les personnes qui ont gardé cette maladie longtemps. On en prend huit à quinze jours, on reste 2 ou 3 jours sans en prendre et l'on recommence.

30 — VERMIFUGE agréable pour les enfants.

Semen-contra, 2 ou 3 grammes, mousse de mer 3 ou 4 grammes, le tout mis un instant dans trois quarts de verre d'eau bouillante; on le passe et on le mêle avec la même quantité de lait sucré. La moitié soir et matin, 2 heures avant ou après avoir mangé

31 Pour guérir les maladies nerveuses.

On fera bouillir un moment dans un demi-litre d'eau, 8 grammes de valériane et 5 grammes de coquelicot; sucré avec du miel c'est très-calmant. On peut prendre jusqu'à 20 grammes de valérianne par jour si la maladie est ancienne ou résiste.

32. — DES SULFATES.

Le sulfate de cuivre est bleu; il sert a cautériser les plaies provenant de maladies anciennes ou vénériennes et même mercurielles. On en met un morceau comme un petit pois vert dans un quart de verre d'eau; on imbibe un peu de charpie de cette eau que l'on met sur les ulcères de mauvaise nature.

33. — DU SULFATE DE FER.

Le sulfate de fer est tonique comme tous les férugineux; il s'emploie à très-petites doses à l'intérieur. Trois ou quatre centigrammes dans une tasse de bourrache ou de violettes; en bain de pieds, de 100 à 150 grammes. Il faut éviter les taches.

34. — DU SULFATE DE MAGNÉSIE.

La magnésie est une purgation très-douce;
elle n'irrite jamais les intestins si elle n'est pas
falsifiée. On en prend de 12 à 18 grammes dans
du lait ou de l'eau sucrée.

35. — DU SULFATE DE ZINC.

Il est souvent employé en injections et en
bains contre les maladies cachées. 4 grammes
pour un litre d'eau.

BIGOY,
Rue Tronchet, 43, au 2ᵐᵉ

TABLE.

LYON. — IMPR. ET LITH. L. LÉPAGNEZ, PL. DE LYON, 40.